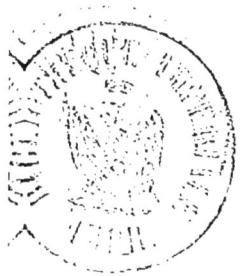

DE L'ÉDUCATION PHYSIQUE DES ENFANTS

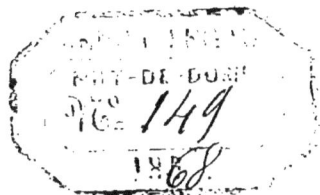

CLERMONT-FERRAND. — TYPOGRAPHIE DUCROS-PARIS.

ÉTUDE

SUR

L'ÉDUCATION PHYSIQUE

DES ENFANTS

ET SUR

QUELQUES RÉFORMES IMPORTANTES

Par le docteur GRANDCLÉMENT (d'Orgelet)

LICENCIÉ ÈS-SCIENCES MATHÉMATIQUES,
ÈS-SCIENCES PHYSIQUES ET ÈS-SCIENCES NATURELLES.
CHARGÉ DU SERVICE DE SANTÉ AU LYCÉE IMPÉRIAL DE CLERMONT-FERRAND.
OFFICIER DE L'INSTRUCTION PUBLIQUE.
MEMBRE CORRESPONDANT DE PLUSIEURS SOCIÉTÉS SAVANTES.

———————➤◄———————

> Quel usage, par exemple, l'homme
> a-t-il fait de sa raison jusqu'à ce jour,
> sinon de s'en débarrasser en toute
> occasion comme d'une chaussure in-
> commode pour être plus leste à courir
> après l'impossible et l'absurde, après
> les sorciers, les miracles et les four-
> beries de Satan ?
>
> TOUSSENEL.

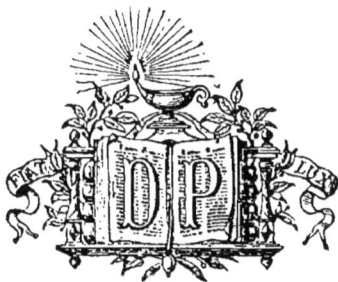

CLERMONT-FERRAND

DUCROS-PARIS, IMPRIMEUR-LIBRAIRE

Rue Saint-Genès, 5

1868.

Ne cherchez pas, dans les pages qui vont suivre, un traité complet d'*Éducation physique* des enfants. Pour une mère novice, sans préjugés et docile, on pourrait écrire en quinze ou vingt lignes ce qu'elle aurait à faire pour mener à bonne fin son travail d'allaitement. Je ne m'explique pas comment la chose a pu se produire; mais il s'est mêlé, en cette matière, tant d'abus, tant de pratiques meurtrières et tant d'idées absurdes, qu'il faut d'abord arracher toute cette ivraie. Une fois cette besogne achevée, ce qui demandera du temps, le reste se fera presque de soi.

DE L'ÉDUCATION PHYSIQUE

DES ENFANTS

Sans plus de préambule, je vais donner, sous une forme assez transparente, une partie de mes conclusions. C'est, à mon sens, une bonne manière pour entrer rapidement et tout d'un coup dans certaines intelligences.

Avez-vous jamais fréquenté des éleveurs? Les avez-vous interrogés sur les procédés qu'ils emploient pour avoir une belle génisse, un beau taureau? Si, oui : vous en savez autant que moi. Alors concluez. Ce n'est pas difficile. Si, non : eh bien! écoutez-moi. Quand le veau qu'on veut élever à tété et retété sa mère, et qu'elle est presque épuisée, l'éleveur, au lieu de le sevrer, lui donne une nouvelle nourrice, fraîche, bonne laitière. C'est seulement quand celle-ci est sur le point d'être mise à sec, qu'on s'occupe du sevrage. Je passe outre sur les précautions prises pour que la transition ne nuise pas à l'élève.

Cette étude, sur la manière d'agir des éleveurs ; et aussi mes observations sur la conduite de certains mammifères à l'égard de leurs petits, m'ont suggéré plus d'une réflexion. Je ne consigne que ce qui a rapport à mon sujet. La plupart des animaux que nous avons réduits en domesticité, naissent dans de meilleures conditions que l'homme. Presque tous marchent pour ainsi dire en naissant. Il n'y en a pas, je crois, qui connaissent les douleurs et les crises de la dentition, puisqu'ils naissent avec leurs dents. Partant, dans les officines pas de sirop pour faciliter la sortie de ces organes chez les animaux. Enfin, ceux que nous voulons conserver, ne sont sevrés qu'à un âge relativement plus avancé que celui auquel on arrache un enfant du sein de sa nourrice, et cela ne se fait pas aussi brutalement.

Donc, pour en venir à mon propos, je me demande, tout naturellement, comment il se fait que, lorsqu'il est question d'élever un enfant, on le fait téter à peine pendant quelques mois. Ce n'est pas tout; pendant tout ce temps, et peu de jours après sa naissance, on l'*empiffre* de bouillie, de panade, d'eau de gruau mêlée avec du lait. Si encore c'était du véritable lait. Faut-il qu'ils aient la vie dure ces malheureux enfants, pour résister à une alimentation aussi contraire à leur nature, je devrais dire aussi meurtrière. Aussi, voyez-les avec leur ventre d'herbivores ou leur tête à développement précoce. Cela me rappelle les carpes élevées dans les mares, on dirait des épinoches.

Les faiseurs de statistiques s'étonnent de la grande mortalité des nouveaux-nés. On pousse les hauts cris contre ce que l'on a appelé l'*in-*

dustrie des nourrices. Vous n'êtes pas à la fin de vos cris lugubres ni de vos statistiques lamentables. La logique est inflexible : une mère doit nourrir son enfant. Il n'y a que la maladie, un vice de conformation ou la mort qui puisse l'affranchir de ce devoir. Voilà la loi. Comme conséquence légitime, une femme ne peut être *nourrice* que lorsqu'elle a perdu son enfant. Enfin, lorsque par une cause quelconque, un nouveau-né ne peut être allaité par sa mère, on lui fait téter une chèvre s'il n'y a pas de femme en état de le nourrir.

Je sais très-bien que, dans l'état actuel de la *santé générale,* une réforme aussi complète n'est pas possible. Ainsi, voilà une femme condamnée, de par son éducation physique à l'entrée dans la vie, à mourir phthisique : il serait cruel, si elle devient mère, de la forcer à nourrir son enfant.

Et puis cette succession de femmes, qui de mère en fille n'ont jamais allaité, a fini par pro-

dùire à la longue des femmes sans mamelles.
Faites donc allaiter des enfants à des mères
aussi incomplètes.

Si nous ne pouvons sortir tout d'un coup du
cercle vicieux dans lequel nous sommes en-
fermés, je crois qu'il est facile de réformer bien
des abus, et de rentrer ainsi, peu à peu, dans la
voie de la nature et de la vérité. C'est aux abus
que je vais m'attaquer.

Du Biberon.

Peut-on élever un enfant au biberon? J'aimerais autant que l'on me demandât si une mère peut faire mourir son enfant au biberon. Je n'ai jamais étudié nos lois pénales, mais je crois que, dans tout notre grimoire procédurier, il n'y a pas d'article édictant des peines contre la femme qui se rend coupable de meurtre de son enfant accompli dans ces conditions. Une mère, qui étouffe son enfant au moment où il vient de naître, est envoyée aux galères. Mais celle qui emploie plusieurs mois à le faire mourir au biberon, fait une chose si *naturelle*, que personne ne songe à lui en faire un crime. Cependant, la phase dans laquelle nous nous trouvons, me force à accepter le biberon comme auxiliaire, et nullement comme ouvrier principal et unique.

Je ne tolère cette invention que comme adjuvant de l'allaitement normal, comme moyen transitoire, et aux conditions suivantes ; n'employer que du lait de vache, ou de chèvre, du bon et véritable lait, entendons bien : attendre que l'enfant ait au moins deux ou trois mois pour en commencer l'usage ; enfin, avoir soin de le faire téter après qu'il a pris le biberon.

Je sais que quelques enfants *bien nés et de bonne qualité* (je parle au point de vue physiologique), ont pu, en dépit de cette alimentation meurtrière, (usage exclusif du biberon), parvenir à l'adolescence et même à la virilité. Mais je sais aussi que la *tuberculisation* vient trop souvent, un peu plus tôt, un peu plus tard, réclamer ses droits sur ces produits du biberon. A propos de *tuberculisation*, je serai bien tenté de dire mon mot sur cette maladie, et ce ne serait pas sortir de mon sujet ; car, prévenir vaut mieux que médicamenter. Mais je renvoie à la fin de cet écrit pour dire ce que j'en pense.

A quel âge faut-il commencer à donner à manger aux enfants?

Le plus tard possible, quand la mère est bonne nourrice sans se fatiguer; mais pas avant le cinquième ou le sixième mois.

Lorsqu'une mère, préoccupée de la santé de son enfant et de ses devoirs, s'étudie un peu, elle a bientôt reconnu quel régime alimentaire elle doit suivre pour avoir assez de lait. Quelques-unes ont une merveilleuse habileté pour reconnaitre les aliments qui donnent à leur nourrisson des tranchées, des coliques ou la diarrhée, et n'ont pas beaucoup depeine à s'en abstenir. Tant que le lait de la mère suffit à l'enfant, ce qui se voit facilement, il est inutile, je dis plus, il est nuisible de lui donner à manger. Je sais très-bien que, dans certains milieux, cette manière de voir fait sourire de pitié plus d'une forte tête. Et moi, ce que des études sévères et consciencieuses m'ont dévoilé, pourrait, à titre de revanche, faire courir sur mes lèvres le sourire de Méphistophélès. Cet échange d'ironie ne prouverait rien. Mieux vaut chercher la vérité. Rien de plus facile.

Examinez des pieds à la tête un enfant que l'on fait manger depuis qu'il est né, et parallèlement un enfant du même âge qui a simplement tété. Le premier figure assez bien un petit Silène, il est tout en ventre. Le second, s'il avait des ailes, pourrait servir pour peindre un amour.

Poussez plus loin la comparaison sur les *gesta*, les *excreta*, etc., je vous tiens pour avoir des yeux de Céphalopode si vous ne voyez pas de différence. C'est cette différence que j'ai vue, dont je crois avoir compris les enseignements, qui me fait plaider en faveur des victimes. Donc, c'est entre le cinquième et le sixième mois qu'on peut commencer à donner un peu de bouillie. On en donne d'abord une ou deux cuillerées matin et soir, puis un peu plus, enfin trois fois par jour; et ce qu'on en donne, doit être en rapport avec l'appétit de l'enfant, et en raison inverse de la quantité de lait qu'il prend au sein. Plus la nourrice aura de lait, moins on donnera de bouillie. Cette alimentation supplémentaire se donne pour faciliter le sevrage, le rendre moins pénible pour l'enfant et aussi pour soulager la mère.

Maintenant nous allons traiter la question de sevrage.

Du Sevrage.

A quel âge peut-on sevrer un enfant? Si, depuis je ne sais combien de temps, nous n'étions
pas en dehors du vrai, la réponse serait on ne
peut plus simple. La voici : on sèvrera l'enfant
quand il ne voudra plus téter. J'entends l'im-
mense éclat de rire que provoquerait une pa-
reille solution. En effet, nos habitudes sociales
ont tellement métamorphosé l'état physique et
physiologique de la femme, que cette façon
d'agir ne se présente qu'exceptionnellement.
En rentrant dans la réalité, je dirai à ceux qui
m'adresseront la question : je n'en sais rien.
J'ai souvent entendu dire qu'un enfant ne doit
pas téter plus d'un an, parce que ceux que l'on
allaite plus longtemps deviennent stupides. A
ce compte là, que j'en connais qui ont dû téter
plus de douze mois.

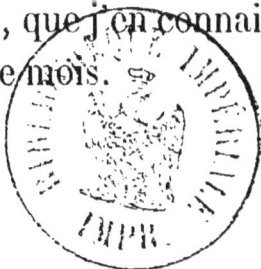

2*

Quand il est question de sevrer un enfant, il ne suffit pas de considérer son âge, il faut aussi voir quel est son développement physique, son état de santé ; et, pour notre climat, la saison dans laquelle on se trouve. De plus, le sevrage ne doit pas être brutal, ne doit pas se faire du jour au lendemain.

Pour qu'il n'y ait aucune imprudence à sevrer un enfant pendant les chaleurs, il faut qu'il soit dans un bel état de santé et qu'il soit arrivé à un certain développement.

Je n'autoriserai jamais une mère à sevrer un enfant qui n'a pas au moins *seize dents*. S'il avait dû quitter le sein avant d'être pourvu de ces appareils, je me figure, peut-être bien à tort, qu'à une certaine époque de l'allaitement il y aurait eu dans les mamelles de la femme autre chose que du lait. Voyez comment les pigeons et les tourterelles nourrissent leurs petits. Sans faire éternellement appel à cette étude de la nature, qui sera toujours le meilleur guide, j'engage fortement les mères à méditer sur le vrai sens de ce diton : *Bel enfant jusqu'aux dents*.

Je vois avec douleur que, de toutes les créatures qui tètent en venant au monde, il n'y en a pas de plus malheureuses que certains enfants sous le rapport de l'alimentation au début de la vie.

On peut, d'après ce qui précède, comprendre, quand il sera permis de sevrer un enfant, et comment il faudra procéder.

Je passe maintenant à une autre sujet dans lequel les abus fourmillent.

Faut-il apprendre à marcher aux enfants?

Si quelqu'un m'adressait cette question, je répondrais : Les singes, les écureuils apprennent-ils à leurs petits à courir sur les arbres? Les oiseaux exercent-ils leurs petits à voler? On dit bien que certains oiseaux de proie, l'aigle, par exemple, donne des leçons de chasse à ses jeunes aiglons. Quand le fait serait démontré, cela ne prouverait rien en cette affaire. L'homme est évidemment organisé pour la station bipède. Donc il doit naturellement, et sans le secours d'aucun enseignement, apprendre tout seul à marcher. Pour ces raisons, je proscris d'une manière absolue les lisières, les brassières, les chariots roulants, la perche à manége, en un mot, tous les engins inventés pour rendre les enfants bancaux, bossus quelquefois et tout au moins asymétriques.

C'est une étude curieuse et intéressante tout à la fois, que de suivre un enfant dans les différents procédés qu'il emploie, pour arriver à marcher seul. Si j'avais à enseigner la physiologie de l'homme, j'aurais à faire sur ce chapitre : *Comment l'homme apprend à marcher?* quelques leçons qui ne manqueraient pas de charmes pour les naturalistes et les mathématiciens. Je crois que je n'ai pas à traiter ici cette question.

Tout ce qu'une mère doit savoir se réduit à peu de chose. Asseoir l'enfant sur un tapis ou une natte, le garantir contre les chutes par des oreillers placés derrière lui et de chaque côté, ne lui donner pour s'amuser que des objets qu'il ne pourra ni mâcher, ni avaler. Bientôt on verra l'enfant marcher à quatre pattes, puis se dresser contre les meubles, enfin marcher.

Pour compléter cette étude, il me reste à parler de quelques accidents qui se présenteront faute de suivre mes conseils.

Des Convulsions.

Ce dont bien des gens ne se doutent guère, c'est que l'*homme* est une machine *montée* pour marcher seule. L'artiste a mis tant de perfection dans son œuvre, que d'elle-même, sans le secours de personne, elle répare la plupart de ses avaries. Je trouve la preuve de mon dire, dans cette puissance de guérison spontanée, quand la cause du mal est enlevée. Je prends pour exemple certaines formes de convulsions chez les enfants.

Pour certains parents, un enfant est un joujou. Le papa le fait rire; la maman lui parle comme à un bambin de quatre à cinq ans. Les amis l'embrassent, le cajolent, le dorlotent, en un mot, le malheureux est excité, surexcité pendant tout le temps qu'il ne dort pas, et cela à

journée faite. Quel est l'homme rassis qui résis-
terait à ces agaceries permanentes? Aussi
qu'arrive-t-il? un beau jour, au milieu de la
plus belle santé, l'enfant est pris d'une crise
nerveuse, d'une convulsion. Le traitement est
bien simple, trop simple pour certaines éduca-
tions.

1° Recommander aux parents de ne s'oc-
cuper de l'enfant que pour les soins physiques, et de le laisser s'amuser tout seul, alors
les accidents ne se renouvelleront pas;

2° pour remédier à la crise présente, le
mettre dans un bain tiéde, un bain d'eau
ordinaire. J'en connais qui aromatisent cette
eau avec de l'infusion de fleurs de tilleul.
Je me rappelle avoir perdu beaucoup de ma
considération comme médecin, dans certaines
familles, pour avoir volontairement négligé
cette ridicule prescription. Je continue d'avoir
le courage de mon opinion. Le moindre inconvénient d'un bain de tilleul est de ne pas mieux
agir qu'un bain ordinaire.

De la Diarrhée des enfants.

Les enfants que l'on alimente trop tôt, (avant le quatrième ou le cinquième mois), ceux aussi avec lesquels on abuse du biberon, ou bien encore ceux que l'on sèvre prématurément ou dans une saison peu favorable, sont souvent atteints de diarrhée.

Dans toutes ces circonstances, la médecine ne doit presque pas intervenir. Si la diarrhée reconnait pour cause une alimentation prématurée, ou l'abus du biberon, supprimer les aliments et diminuer le biberon. Si la nourrice n'a pas assez de lait, en prendre une autre. Je ne vois pas d'autre remède. De plus, je maintiens, contrairement à des avis opposés, qu'il ne faut entreprendre aucun traitement. Il n'y en a qu'un — c'est une nourrice. Si un enfant qui a été sevré pendant les chaleurs, ou chez lequel la dentition n'est pas complète, vient a être pris de diarrhée, le plus simple et le plus sûr serait de revenir à l'allaitement.

Dans le cas où la chose ne serait pas possible, continuer, *quand même*, de le nourrir, lui donner de petits lavements émollients (sans tête de pavot), et pour boisson de l'eau avec du sirop de gomme.

Enfin, en dehors de ces cas particuliers, il peut arriver qu'un enfant qui tète encore soit pris de diarrhée pendant les chaleurs, ou pendant sa dentition. Si la nourrice est bonne, il n'y a pas à médicamenter le nourrisson tant que la diarrhée ne le fatigue pas trop, et qu'il n'a que trois ou quatre garde-robes pendant la journée. Ce n'est que dans le cas où cet état s'aggraverait et persisterait plus de huit à dix jours, qu'on donnerait quelques petits lave-

2**

ments et, si l'on était en été, un grand bain tous les deux jours.

Les cas, dans lesquels la médecine doit intervenir, sont assez rares en dehors de ceux que je viens de signaler ; je n'ai pas à en parler ici.

Il y aurait de l'injustice à me reprocher d'écrire sans suite. Les abus n'ayant rien de réguliers dans leurs allures, celui qui les poursuit n'est pas tenu de mettre de l'ordre dans l'attaque. Je n'élève la voix, dans le chapitre suivant, que pour épargner, si je puis, à quelques petits êtres, le supplice d'un traitement inutile : je veux parler de ces bandages dans lesquels les enfants sont pris comme dans les mors d'un étau.

De la Hernie ombilicale chez les enfants.

Je ne puis parler ici que des hernies dans lesquelles la peau, qui recouvre la tumeur, est parfaitement saine.

Ces sortes de hernies forment, au niveau de l'ombilic, des tumeurs de volumes très-variables. Ce sont, en général, des demi-sphères de un à quatre ou cinq centimètres de diamètre. Quelque fois, elles affectent la forme d'un doigt de gant, de deux à trois centimètres de longueur. Ces vices de conformation ne peuvent être attribués, comme cela se voit souvent, à l'impéritie de l'accoucheur ou de la sage-femme. Au contraire, elles prouvent que la ligature du cordon a été faite par une main expérimentée, dans l'endroit convenable. Donc, pour cette catégorie de hernies, le traitement se réduit dans la généralité des cas à ne rien faire. La guérison se fait d'elle-même; il est vrai qu'il faut du temps; mais pas plus qu'avec le traitement le mieux entendu, lequel traitement à toujours un inconvénient. Lorsque des circonstances particulières me forcent à intervenir, le procédé que j'emploie est des plus simples. Je me sers d'un bandage de corps. Je fais tailler une bande de toile de sept à huit centimètres de largeur, et assez longue pour faire deux ou trois tours. Les deux chefs sont munis de cordons pour pouvoir la fixer, et je l'applique, *sans pelotte,* sur la tumeur, absolument comme si je faisais le pansement du cordon. On a plusieurs bandes de rechange, pour remplacer celle qui serait, ou mouillée ou maculée.

Par ce bandage la hernie est maintenue réduite, et permet à l'ouverture de se fermer, ce qui a toujours lieu.

Relevailles.

Combien de temps une femme doit-elle rester au lit après ses couches?

Quelque lecteur impatient, en lisant le titre de ce chapitre, dira : Quel rapport y a-t-il entre le temps qu'une femme doit rester au lit après ses couches et l'éducation physique des enfants? absolument le même qu'entre l'éducation physique des enfants et le temps qu'une femme doit rester au lit après ses couches.

Cette question n'est pas aussi étrangère à mon sujet qu'il peu sembler de prime abord. Cette femme qui vient d'accoucher, n'a fait qu'une partie du travail qu'elle doit mener à bonne fin ; il lui reste à nourrir son enfant, à l'allaiter.

Pour être bonne nourrice, elle ne doit pas

avoir ses règles pendant tout le temps que durera l'allaitement, de plus elle ne doit éprouver aucun malaise du côté des reins, de l'uterus, etc., etc.

Pour être aussi assurée que possible que les règles ne reviendront pas, et qu'il n'y aura pas de malaises, la physiologie et l'observation sont d'accord pour lui prescrire le repos, dans la position horizontale, pendant cinq ou six semaines après l'accouchement. Je commence par avouer que j'obtiens difficilement cette docilité de toutes les femmes que j'accouche et qui pourraient le faire. La belle besogne que vous me donnez là, m'ont dit quelques-unes de mes clientes. Madame une telle, s'est levée au bout de dix à douze jours et n'a rien éprouvé de fâcheux. Puis vient la garde-malade, celle-ci cherchant plus à plaire qu'à être utile, ne manque pas de rire de ma recommandation, et finit bientôt par démontrer que je n'ai pas le sens commun. Malheureusement trop de femmes sont dans des positions sociales qui ne leur permettent pas de se reposer aussi longtemps.

Cette difficulté de faire accepter mes conseils à celles qui pourraient les suivre, et la critique ignorante ou calculée des gardes-malades, ne diminuent en rien mes sages exigences.

Je reconnais volontiers que certaines femmes ont pu se lever au bout de dix ou quinze jours, et mêmes plus tôt, sans grand dommage, mais il y a eu toujours quelques accidents. Pour quelques-unes qui n'ont éprouvé que de légers malaises, combien plus nombreuses sont celles qui ont expié cruellement leur indocilité. J'énumère : celles qui ont nourri leur enfant ont été réglé pendant l'allaitement, ce qui est loin d'être favorable au nourrisson. Ce retour prématuré des règles à un autre inconvénient, c'est de rendre la mère trop facilement apte à la fécondation. Celles qui n'ont pas nourri, ont eu des douleurs de reins pendant plusieurs années, ou des tiraillements dans les jambes, dans les aines. Je ne dis rien des chutes ou des précipitations de la matrice chez les infortunées qui ne peuvent rester au lit que peu de jours. Tous ces accidents sont inconnus des femmes qui ne se lèvent que du trente-cinq au quarantième jour. On peut m'en croire, et l'expérience à faire n'est pas bien difficile.

Mon opinion sur la Phthisie.

L'Académie de médecine, il y a quelques mois, a ouvert une enquête sur cette maladie. En dehors de la question oratoire qui a été la partie dominante, dans ces débats, et sur laquelle je n'ai pas à formuler mon opinion, je trouve qu'au point de vue scientifique, le résultat est à peu près nul. Tout se réduit au rappel d'une vieille proposition : c'est que la phthisie n'est pas une maladie qui commence mais bien une maladie qui finit. Ce ne sont ni les lichens, ni les mousses qui font périr les arbres. Ces cryptogames ne pullulent que sur les plantes malades. Voyez ce que pensent de cette proposition, les jardiniers instruits.

3*

En effet, pour tous ceux qui voudront étudier la phthisie, non pas dans ses manifestations actuelles, mais dans les diverses circonstances ou conditions hygiéniques qui ont pu la produire, il sera démontré ce qui suit :

C'est qu'un grand nombre de poitrinaires meurent, comme l'a dit Fourier, par faim lente. L'animal, j'emploie le mot à bon escient, ne vit pas seulement de matières solides et liquides, il vit aussi et principalement d'air pur. Les vaches laitières que l'on nourrit dans les étables, qui ne vont jamais au pâturage, meurent phthisiques. Cependant elles sont très-bien soignées d'ailleurs. Les singes que vous voyez s'ébattre dans leur belle cage du jardin zoologique de Paris, meurent poitrinaires, meurent de faim lente, par manque du grand air, par manque de liberté. Enfin, les enfants que l'on élève au biberon, ceux qui mangent trop tôt, meurent aussi par faim lente parce que ce n'est pas ce que l'on mange qui nourrit, mais bien ce que l'on digère. L'enfant, dans les premiers mois de son existence, n'est réellement nourri que par du lait, lequel lait doit être pris en tétant et non en buvant ou en aspirant. Quand l'enfant tète, une certaine quantité de salive se mêle avec le lait : quand il boit au biberon, cette salive fait presque absolument défaut.

Avez-vous vu téter un enfant? Il donne d'abord quelques coups de piston (passez moi cette expression qui me semble très-exacte), puis il se repose. C'est pendant ce repos que la salive coule dans la bouche avec plus d'abondance. Il continue ainsi jusqu'à ce qu'il soit satisfait, et quand il abandonne le bout du sein, la sécrétion de la salive a été tellement excitée, qu'on voit ce liquide s'échapper à flot de la bouche de l'enfant. Mon enfant se fera bien, disent les femmes habituées à nourrir, car il bave beaucoup.

Quand vous verrez dans une famille, dont

les parents sont bien portant, une jeune personne de dix-huit à vingt ans se mourir de la poitrine, faites une enquête scrupuleuse sur la manière dont elle a été nourrie depuis sa naissance jusqu'à l'âge de dix-huit mois à deux ans. Si les renseignements sont exacts, vous constaterez presque invariablement : ou qu'elle n'a pas eu une bonne nourrice, ou qu'elle a été sevrée *trop tôt,* ou bien encore qu'on lui a donné à manger dès les premiers mois de sa naissance, ou enfin que c'est un enfant du biberon.

Ces villageois qui viennent mourir poitrinaires dans les grandes villes, meurent aussi par faim lente. L'aliment qui leur manque, c'est le grand air, l'insolation, les intempéries des champs, les pluies, les orages, etc. Quel est le savant qui a trouvé pour quelle part entre dans l'harmonie des mondes ces éclairs, ces tonnerres, ces ouragans, toutes ces tourmentes atmosphériques qui font évanouir de frayeur les citadins et les individus abrutis par la superstition? Encore un mot sur ce sujet : l'introduction dans les voies respiratoires des poussières minérales ou végétales fait aussi mourir, avec tous les symptômes de la phthisie, les piqueurs de meules, les aiguiseurs à sec, les menuisiers, etc. Ce n'est pas la tuberculisation qui les tue, mais les pneumonies partielles. Je dirai à tous ces ouvriers : voulez-vous atténuer l'insalubrité de votre profession? portez toute votre barbe, ayez de grandes moustaches; et pendant que vous travaillerez, ramenez soigneusement cette moustache sur l'ouverture de votre bouche.

Cette étude de la phthisie, impose au médecin un traitement qui ne sera pas toujours du goût des malades ou de leur entourage. Suivre en cette occurence les lois de la logique, est un mauvais procédé pour attirer les clients; mais comme il est honnête et conforme à la vraie science, cela doit suffire.

Conclusions.

1° Une mère doit allaiter elle-même son enfant, sauf les cas peu nombreux que j'ai prévus. Pour se rendre le travail moins pénible, elle peut se faire aider par ce qu'on appelle une *nourrice sèche.*

2° Quand, par exception, la mère ne peut se charger de nourrir son enfant, ce qui est rare, on préférera une nourrice qui a perdu son enfant.

3° Une mère qui veut nourrir doit, d'après ce que j'ai dit, prendre toutes les précautions pour être dans les meilleures conditions possibles pendant l'allaitement.

4° Ne jamais élever complètement un enfant au biberon. N'employer cet appareil que comme adjuvant, n'en commencer l'emploi que vers le troisième ou quatrième mois, avec les précautions indiquées ;

5° Ne pas faire manger les enfants avant le cinquième ou le sixième mois, et cela dans les limites que j'ai formulées ;

6° Ne commencer le sevrage que dans une bonne saison, quand l'enfant a presque toutes ses dents (seize au moins), qu'il est en bonne santé et que la mère est fatiguée. Je ne vois aucun inconvénient à laisser téter jusqu'à l'âge de deux ans, deux ans et demi, un enfant qui mange d'ailleurs. Cela peut se faire sans danger pour son intelligence, mais au grand profit de sa santé *future*, et au grand dommage de la médecine.

Après quelques vingt-cinq ou trente ans de cette pratique, de ce retour aux leçons de la nature, on verra le *Muguet*, le *Croup*, *la vraie tuberculisation* diminuer progressivement, et, faire comme la lèpre, passer à l'état de légende.

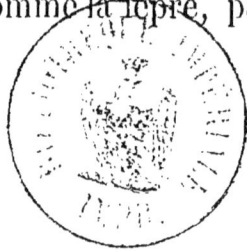

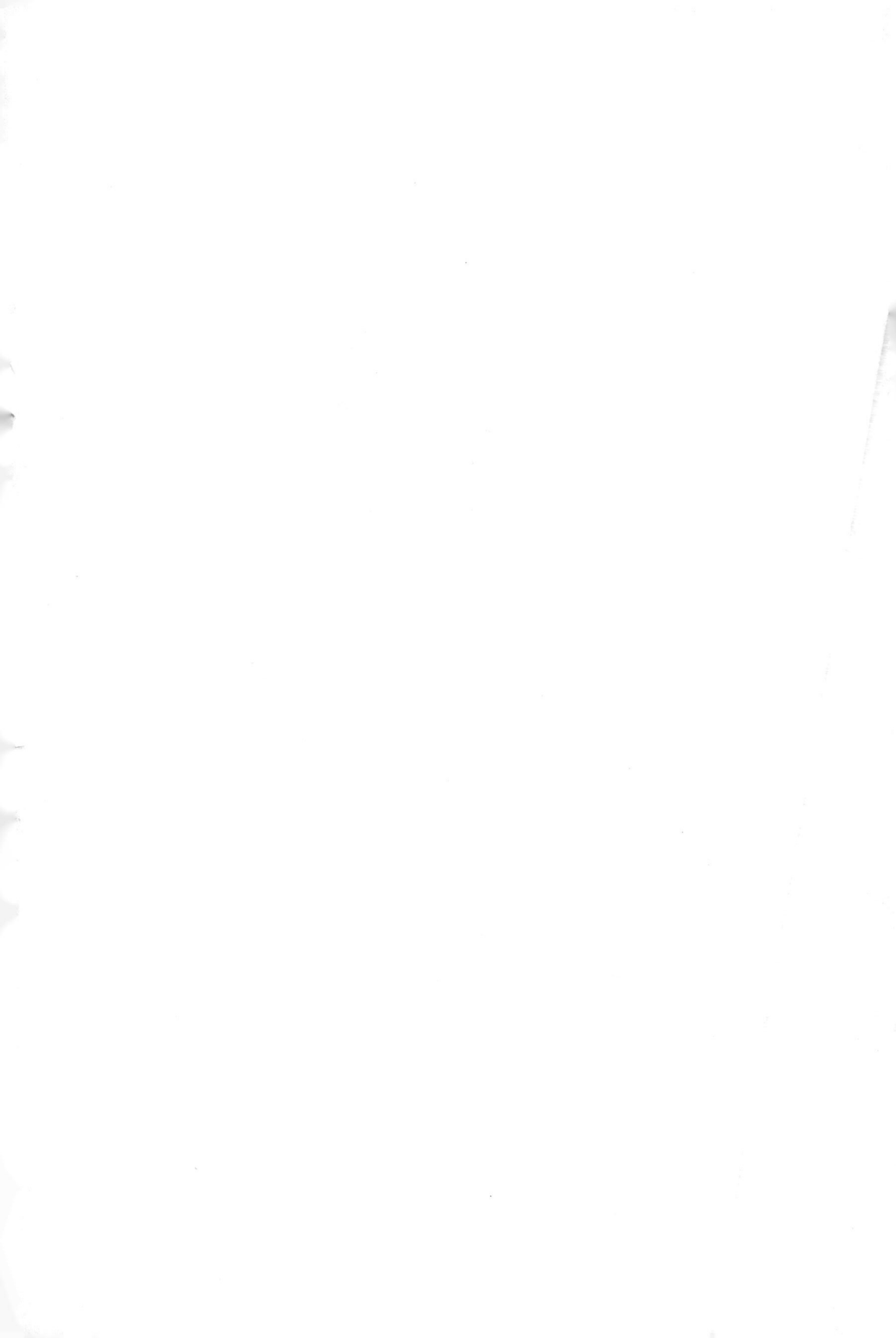